DES

GREFFES DERMO-ÉPIDERMIQUES

ET EN PARTICULIER

DES LARGES LAMBEAUX DERMO-ÉPIDERMIQUES;

PAR M. Antonin PONCET,

INTERNE DES HÔPITAUX DE LYON.

———

Dans les premiers jours de décembre 1869, M. Reverdin fit à la Société de chirurgie une communication sur les transplantations de lambeaux d'épiderme dans le cas de plaie bourgeonnante à cicatrisation lente (1).

Partant de ce fait que la guérison est plus rapide dans les plaies où se développent de petits îlots cicatriciels en dehors des bords, il fut conduit à créer de véritables foyers de cicatrisation. Dans sa première expérience, il enleva avec la pointe d'une lancette deux lamelles d'épiderme de un millimètre carré environ, il plaça ces deux lambeaux au milieu de la plaie, et six jours après ces derniers paraissaient s'étendre sur leurs bords, l'épiderme avait formé corps avec les bourgeons charnus sous-jacents, il s'était greffé.

Les lambeaux se fussent-ils simplement unis à la plaie, n'auraient-ils pas proliféré ou n'auraient-ils pas entraîné une prolifération cicatricielle des éléments environnants, en un mot auraient-ils attendu que les bords vinssent les rejoindre? Ces expériences de greffes épidermiques, ainsi que les nomme Reverdin, étaient assez intéressantes pour être répétées.

Ne considérant pas seulement ce procédé comme présentant

———

(1) *Bulletin de la Société impériale de chirurgie*, séance du 8 décembre 1869.

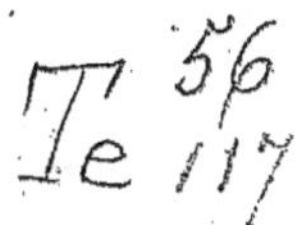

de l'intérêt au point de vue de la greffe humaine, mais encore comme pouvant fournir des applications utiles à l'autoplastie , M. Ollier fit immédiatement dans son service (salle Saint-Sacerdos) de nombreuses greffes.

Il ne les employa pas exclusivement dans le cas d'ulcères rebelles, il chercha à les utiliser comme procédé complémentaire d'opérations plastiques. C'est ainsi qu'il y eut recours dans un cas de syndactylie pour éviter la soudure des doigts. Ne pouvant interposer un lambeau entre ces derniers pour faire la commissure, il fit sur la plaie des greffes dermo-épidermiques et empêcha de cette manière le recollement des doigts. Il retira également des résultats utiles de la greffe dans des plaies où la disposition des tissus ne permettait pas d'espérer une production épidermique , dans des incisions de brides cicatricielles , par exemple, une autre fois après l'ablation d'un cancroïde développé au milieu d'un tissu de cicatrice.

Pour retirer des avantages de ce nouveau mode de traitement, il ne faut pas se contenter de semer à la surface d'une plaie des lambeaux d'épiderme, il faut, ainsi que le fait M. Ollier, substituer à ce semis la transplantation de larges lambeaux comprenant dans leur épaisseur une partie du derme.

Jusqu'à présent les chirurgiens qui ont fait l'application de la découverte de M. Reverdin ont greffé des lambeaux de un à deux millimètres carrés (1).

En Angleterre, Pollock, Holmes, Lee, coupent avec des ciseaux un peu de l'épiderme sur un pli de la peau ; puis, incisant les granulations, ils y placent ce fragment. Dans tous les cas, la petite plaie qui succède présente une rosée sanguine.

Dans un mémoire récemment paru (2), Albanèse (de Palerme) cite plusieurs observations de greffes faites avec succès d'après la méthode de Pollock. En France, nous n'avons connaissance d'aucune communication sur ces transplantations à distance , malgré les nombreux essais qu'en ont dû faire les chirurgiens.

De la lecture des différentes observations publiées, il ressort

---

(1) *Gazette des hôpitaux*. Paris, janvier 1870.
(2) Extrait de la *Gazette clinique de Palerme*, fascicule v-vi, 1871.

un fait important à établir : la présence d'une partie du derme
dans toutes les greffes qui ont réussi. N'a-t-on pas dépassé le
corps muqueux, n'est-on pas allé jusqu'à la couche papillaire,
ainsi que le préconise M. Ollier par ses larges greffes ? Il en a
été ainsi toutes les fois qu'après l'excision du lambeau on a eu
une surface saignante. M. Léon Tripier a examiné des portions
de lambeaux détachés, comme le fait M. Ollier, non seulement il
y a retrouvé le corps muqueux, mais encore des papilles et des
vaisseaux en grand nombre. En outre, quand on a greffé l'épiderme seul, ce dernier ne s'unit pas aux bourgeons de la plaie,
il devient blanchâtre, se ramollit, paraît comme macéré, et lorsque le lambeau est petit, il a souvent disparu au bout de vingt-
quatre heures.

Nous rejetons dès lors le nom de greffe épidermique pour celui
de dermo-épidermique. Si l'on veut que la greffe ait des chances
de réussite, il faut que le derme soit intéressé, c'est là la première condition.

Les modifications apportées par M. Ollier au procédé de
M. Reverdin lui ont donné de beaux résultats.

C'est d'après sa manière d'agir que nous indiquerons dans
quelles conditions on doit se placer, soit au point de vue des
greffes, soit au point de vue de la plaie.

Parmi les observations recueillies dans son service et celles
qui nous sont personnelles, beaucoup ayant des points de ressem-
blance, nous n'en citerons que quelques-unes. Nous nous pro-
posons d'exposer le procédé qui nous paraît aboutir le plus sûre-
ment à la réussite des greffes, nous verrons également les
conditions de la plaie nécessaire à leur développement, les modifications qu'elles subissent, la cicatrice consécutive.

Procédé. — Le lambeau peut être pris en un point quelconque
de la peau; on le prendra toutefois de préférence sur les membres, dans les parties dépourvues de poils, là où la peau peut
être tendue facilement.

En tenant compte de la plaie, la question d'étendue de la greffe
n'est point indifférente ; jusqu'à présent, ainsi que nous l'avons
dit, on a greffé des lambeaux de un à trois millimètres carrés.

Ces lambeaux ont moins de chances d'être dermo-épidermiques, surtout si on les fait avec la pointe d'une lancette, on les maintient avec plus de peine à la surface de la plaie, on risque de les enlever avec le premier pansement. Ils offrent un nombre plus restreint de points d'union avec les bourgeons, par conséquent moins de chances de succès.

Quant aux greffes plus longues et plus larges, de 2 à 3 centimètres carrés, telles que nous les avons vu faire à l'Hôtel-Dieu dans le service de M. Ollier, l'union avec la plaie est plus étendue ; elles risquent moins d'être entraînées par la suppuration, et en supposant qu'une fois transplantées elles ne jouent plus aucun rôle, qu'elles continuent de vivre sans s'étendre, elles diminuent d'autant la surface ulcérée. La plaie que l'on produit est tout à fait superficielle ; elle ne peut entraîner aucun accident, le malade gardant du reste le repos ; on a prétendu cependant que lorque la plaie saigne, on prend un lambeau contenant des capillaires et on ouvre une porte à l'érysipèle. On se demande pourquoi, si un érysipèle doit survenir, il n'aurait pas autant de raison de siéger sur la plaie dont on se propose de hâter la cicatrisation. Toutefois, si l'érysipèle sévissait d'une façon épidémique, il serait bon de s'abstenir.

On évitera de faire saigner les bourgeons charnus, le sang épanché entre la greffe et la plaie jouant le rôle de couche séparatrice et s'opposant à leur union.

On doit mettre cette plaie superficielle que l'on vient de produire à l'abri de l'air, en faisant un pansement par occlusion ; on l'entoure de bandelettes de diachylon, qu'on laisse longtemps en place, ou bien encore on la recouvre d'un morceau de taffetas gommé.

Si la suppuration est abondante, on laisse entre les bandelettes de petits intervalles, de façon à ménager une libre issue au pus.

Pour tailler un lambeau dermo-épidermique, on peut à la rigueur se servir d'un instrument tranchant quelconque ; mais, au ciseau et au bistouri ordinaire, M. Ollier préfère les anciens couteaux à cataracte (couteaux de Beer, de Richter) à large lame plate.

La peau est tendue avec les doigts et le couteau appliqué parallèlement à sa surface. Une fois la lame introduite au-dessous de l'épiderme dans la portion superficielle du derme, M. Ollier imprime à l'instrument un mouvement rapide de va-et-vient (mouvement de scie).

De cette façon et avec un peu d'habitude, on enlève rapidement de longues bandelettes, mesurant habituellement 10 à 15 millimètres de largeur. On comprend dès lors l'utilité d'un couteau à lame large et mince. Il offre, en outre, cet avantage de soutenir la greffe et l'empêche ainsi de se replier, de se recoqueviller sur elle-même.

Le lambeau séparé, on l'applique immédiatement sur la plaie par sa face profonde; on a soin auparavant d'enlever les quelques poils qui y sont parfois fixés, puis on le fait glisser avec le doigt ou avec un instrument mousse quelconque, et on l'étale avec beaucoup de précaution.

Comme il doit exister entre lui et la surface bourgeonnante un contact intime, on peut, ainsi que la chose a été faite, le maintenir avec des bandelettes de diachylon; mais souvent lorsqu'on les enlève pour la première fois, au bout de trois ou quatre jours, elles entraînent le lambeau dermo-épidermique, qui, déjà uni à la plaie, leur est également collé. Pour parer à cet inconvénient, nous recouvrons les greffes de baudruche, puis nous appliquons par dessus des bandelettes de diachylon pour maintenir le tout, et de cette façon nous évitons les adhérences avec les pièces de pansement.

Le repos, l'immobilité sont des conditions indispensables pour le développement des greffes. On comprend sans peine que les tiraillements de la plaie, par le fait des mouvements, s'opposent aux adhérences entre les bourgeons et le tissu dermo-épidermique.

Chez une malade indocile, nous avons fait inutilement plusieurs greffes sur une plaie de la région axillaire.

Lorsque le malade marche, la greffe étant adhérente, il se fait au-dessous d'elle une petite hémorrhagie qui la décolle et en amène la chute.

Le lambeau, une fois maintenu, on le laisse en place habituellement quatre ou cinq jours. On doit parfois vérifier le résultat avant, c'est lorsque la suppuration est abondante. Pour éviter toute traction, on incise les bandelettes au lieu de les détacher.

Le nombre des greffes sera subordonné à l'étendue de la plaie ou au résultat plus ou moins prompt que l'on veut obtenir.

C'est sur le malade lui-même ordinairement qu'on taille des lambeaux dermo-épidermiques, mais on peut les prendre sur tout autre sujet, et peut-être leur degré de vitalité est-il en rapport avec l'âge de l'individu qui les fournit? Ce dernier, bien entendu, ne doit être atteint d'aucune maladie virulente; on s'exposerait, en effet, à une inoculation par la greffe.

De l'époque à laquelle il convient de greffer. — Toutes les plaies ne sont pas aptes à recevoir des greffes; ce n'est point sur une plaie fraîche ni sur une plaie à suppuration abondante que l'on pourra transplanter avec succès des lambeaux dermo-épidermiques. Il est donc une époque à laquelle il convient de greffer, c'est lorsque la plaie s'est nettoyée, lorsqu'elle s'est recouverte d'une couche granuleuse, quand elle est arrivée dans cette période de *statu quo* semblable à celle de vieux ulcères auxquels il ne manque que quelques îlots épidermiques pour se cicatriser. Si les bourgeons charnus sont pâles, mollasses, s'ils sont exubérants, s'ils saignent facilement, s'ils sont atoniques, on trouvera là autant de conditions défavorables au développement de la greffe. S'agit-il d'un ulcère enflammé ou diphthérique? la plaie est-elle déprimée, avec des bords calleux? on attendra. On s'efforcera alors de la modifier par le repos, la compression à l'aide des bandelettes de diachylon, les pansements au vin aromatique, la cautérisation au nitrate d'argent, etc., jusqu'à ce qu'on ait obtenu une couche granuleuse formée par des bourgeons charnus rosés, nivelés, uniformes, présentant cette couche vermeille des plaies qui doivent bientôt se cicatriser.

Ce sont là les meilleures conditions des greffes; nous les avons vu manquer très-souvent parce que la plaie n'était pas préparée. Étant à l'Antiquaille dans un service de scrofuleux (Sainte-Croix, service de M. Horand), nous avons échoué la plupart du temps. Sur des ulcères consécutifs à des gelures, à surface grenue, mais non bourgeonnante, nous avons vainement essayé de transplanter de larges lambeaux dermo-épidermiques.

Les complications dont les plaies peuvent être le siége, en modifiant leur surface, non-seulement entravent le développement de la greffe, mais encore en amènent la mort.

Sur une plaie où le lambeau était adhérent depuis quatre jours, survint un érysipèle ; le même jour nous recueillîmes le lambeau qui avait été décollé, malgré nos précautions à enlever le pansement.

Il est cependant certains cas où l'on ne doit pas attendre que la plaie présente tous les caractères que nous avons indiqués ; c'est lorsqu'on ne peut espérer de voir la cicatrisation marcher également de la périphérie au centre, dans le cas, par exemple, d'ulcère développé sur une cicatrice, ou bien lorsqu'on redoute les adhérences après une opération de syndactylie ; on évite alors la réunion directe des deux bords ; mais encore faut-il attendre que les bourgeons se soient formés.

Dans les plaies de la face, où la rétraction cicatricielle est la cause de tant de difformités, l'emploi des greffes peut être très-utile.

M. Ollier en fit avec beaucoup de succès, il y a un an, sur une plaie qui succéda à l'ablation d'un épithélioma développé sur un tissu cicatriciel.

Voici le résumé de cette observation, que nous devons à l'obligeance de M. Viennois.

Chauvy, du Puy (Haute-Loire), âgé de 28 ans, très-robuste, a eu, il y a trois ans, des brûlures étendues de la face, des deux mains et des avant-bras qui ont laissé de nombreuses cicatrices.

Septembre 1869. Au poignet droit existe sur la face externe de l'avant-bras une ulcération mesurant 0,04 c. de longueur sur 0,03 c. de largeur, présentant tous les caractères d'un cancroïde.

L'ulcération repose sur une cicatrice ; les bords sont indurés. Un traitement à l'iodure de potassium pendant quatre mois resta sans effet.

25 avril 1870. Le malade étant anesthésié, M. Ollier enlève le tissu malade.

Le résultat de cette opération fut une plaie s'étendant depuis l'articulation métacarpo-phalangienne du pouce jusqu'à 0,03 au-dessus du poignet. Elle mesurait 0,14 de longueur sur 0,08 de largeur.

10 mai. M. Ollier pratique trois greffes dermo-épidermiques qui prennent toutes.

26 mai. Trois nouvelles greffes sont pratiquées suivant le même procédé. Résultat favorable.

20 juin. Cicatrisation complète.

Chez les individus débilités, cachectiques, dont les bourgeons charnus sont pâles, pauvres, les greffes réussiront difficilement.

Dans le cas d'affection de la peau se rattachant à une cause générale, avec perte de substance du derme, autant que nous avons pu en juger par les quelques greffes que nous avons faites, on n'a aucune chance de réussite.

M. Ollier eut également des résultats négatifs en transplantant des lambeaux dermo-épidermiques sur des cancroïdes ulcérés. Ces expériences n'ont qu'un intérêt de curiosité, le tissu épithélial devant être toujours enlevé.

Deux fois, avec notre ami Charrin, interne du service des vénériennes à l'Antiquaille, nous avons essayé de porter un petit lambeau dermo-épidermique sur un ulcère du col, à surface rosée, légèrement bourgeonnante; mais lorsque nous enlevâmes deux jours après le tampon de charpie et la bandelette de diachylon destinée à le maintenir, la greffe s'était détachée.

Ces expériences demandent à être répétées ; on sait, en effet, combien certaines de ces ulcérations non spécifiques sont souvent rebelles à toute espèce de traitement.

Modifications des greffes. — Dans le but de hâter le plus possible la cicatrisation d'une plaie, nous conseillons de transplanter de larges lambeaux et quelquefois même d'en recouvrir complètement la surface bourgeonnante, ainsi que nous l'avons vu faire à M. Ollier.

Ce n'est pas, en effet, par un semis de cellules de la couche cornée et du corps muqueux ou par la transplantation de petits lambeaux dits d'épiderme que l'on accélérera notablement la marche de la cicatrisation. En admettant même que les greffes pratiquées dans ces conditions réussissent, on n'en obtiendra que des résultats tardifs.

Si l'on veut retirer des avantages appréciables de la greffe, il faut, ainsi que nous l'avons dit, et nous ne saurions trop insister sur cette différence capitale, substituer à la transplantation de petits lambeaux d'épiderme celle de larges lambeaux dermo-épidermiques.

Supposons, en effet, qu'ils ne s'étendent pas, ils s'uniront tout au moins aux bourgeons charnus sous-jacents, constitueront avec eux un véritable tissu cicatriciel qui aurait mis un temps plus ou moins long à se former.

Bien que des lambeaux de 4 à 5 centimètres prennent facilement quand la transplantation est bien faite, il vaut mieux les faire un peu moins grands et en transplanter davantage. On les place indifféremment, soit au milieu de la plaie, soit au voisinage des bords.

Nous avons essayé de transplanter l'épiderme seul; nous l'avons étalé et fixé avec soin, mais jamais nous ne l'avons vu se greffer. La couche cornée doit être, en effet, considérée comme un tissu mort.

Au bout de douze heures, l'épiderme est épaissi, blanchâtre, n'ayant contracté aucune adhérence. Si on ne le découvre qu'au bout de quatre ou cinq jours, on ne l'aperçoit plus, il s'est désagrégé, et ses éléments plus ou moins altérés se trouvent mêlés au pus. Dès le lendemain nous n'avons pas retrouvé de larges lamelles épidermiques provenant de malades atteints de scarlatine en voie de desquamation; nous n'avons, du reste, jamais espéré les voir se greffer.

Il en est de même pour l'épiderme soulevé par un vésicatoire.

Quant au lambeau dermo-épidermique, qui seul peut vivre et s'étendre, on ne le découvrira, avons-nous dit, que le plus tard possible, en règle générale, pas avant le troisième ou quatrième jour, et si la suppuration est peu abondante, on le laissera six à sept jours en place sans y toucher.

Il est cependant des cas où on doit l'examiner avant; mais

grâce à la baudruche qui le recouvre et le sépare des autres pièces de pansement, cet examen peut être fait sans inconvénient.

Au bout de douze heures, l'union entre la greffe et les bourgeons est très-probable, mais elle n'est pas solide.

La greffe est devenue blanche, s'est épaissie, paraît comme gonflée ; les sillons situés à la surface de l'épiderme sont plus marqués. Vers le deuxième jour elle est unie en quelques points aux bourgeons, mais encore les adhérences sont-elles faibles. Néanmoins, si on essaye de l'enlever avec des pinces, on fait parfois saigner la couche granuleuse sur laquelle elle est placée. Les bords nous ont paru se souder après le centre, ce qui tient à leur épaisseur moindre que celle du reste de la greffe ; ils peuvent, en outre, être simplement épidermiques.

Aussi voit-on souvent vers le quatrième ou le cinquième jour le lambeau très-adhérent à son centre et non uni par ses bords. Bien plus, deux ou trois jours plus tard on peut enlever complètement la couche cornée, et on trouve au-dessous la greffe, qui paraît plus petite et qui se présente sous la forme d'une couche opaline, semi-transparente.

Ce n'est guère que vers le troisième ou quatrième jour que le lambeau est uni à la plaie ; la couche cornée s'est desquamée en grande partie, et il reste une pellicule épidermique d'aspect bleuâtre, légèrement rosée par transparence, dont les bords s'étendent vers le huitième jour sous la forme d'un liseré épidermique, comparable en tous points à celui qui limite les bords de la plaie.

Cette production épidermique nouvelle envoie bientôt dans tous les sens des prolongements linéaires entre les sillons qui séparent les bourgeons charnus. Ce sont là les *irradiations marginales* de la greffe, ainsi que les nomme M. Ollier.

L'accroissement de cette dernière dépend d'une foule de conditions ; aussi peut-il se faire d'une façon inégale ; parfois, du jour au lendemain, en la mesurant avec un compas, on constate une augmentation d'étendue. Le sécrétion épidermique se continue à la surface du lambeau ; on le voit opaque, plus épais en quelques points, et en grattant avec la pointe d'un bistouri on obtient une sorte de pulpe blanchâtre, constituée par l'épiderme ramolli, tel qu'on le trouve sur les bords d'une plaie, où la formation épithéliale est abondante.

Nous avons vu parfois des îlots cicatriciels, dus à une transformation épidermique des bourgeons charnus et situés à peu de distance des greffes, se réunir à elles.

Le lambeau peut rester longtemps stationnaire ; il peut même s'atrophier et à la longue disparaître lorsque quelque complication (érysipèle, pourriture d'hôpital) survient du côté de la plaie.

D'autres fois, il doublera, triplera d'étendue assez rapidement, puis s'arrêtera. Mais si l'on s'est placé dans les conditions que nous avons indiquées, il ira en augmentant jusqu'à ce qu'il se soit réuni aux bords. M. Ollier a vu un lambeau acquérir jusqu'à six fois ses dimensions lors de sa transplantation, et cela en deux mois de temps. La greffe, qui mesurait un centimètre carré, avait alors 5 à 6 centimètres carrés.

L'extension de la greffe n'est cependant pas indéfinie. Une fois qu'il a atteint une certaine étendue, le lambeau continue de vivre sans s'étendre ; il a perdu une partie de sa vitalité. M. Ollier a observé une greffe qui, après s'être étendue, était restée quatre mois stationnaire. Pendant son absence on ne s'en était pas occupé et on avait employé pour la guérison de l'ulcère les moyens ordinaires.

Il ressort de ce fait une indication pratique, c'est que l'on doit multiplier les greffes.

Si les bourgeons charnus qui les environnent s'affaissent, prennent un aspect diphthéritique, on les modifiera par de légères cautérisations, par des lotions au vin aromatique.

Outre l'extension des lambeaux transplantés qui se réunissent entre eux et aux bords, nous devons signaler une sorte d'action de présence des greffes sur les bourgeons charnus, sur les bords, qui s'aplanissent et semblent avancer plus rapidement. On peut tout au moins se demander si c'est là le fait de la greffe ou du pansement employé à la maintenir ?

Dans ces derniers temps, nous avons pu voir (salle Saint-Sacerdos, service de M. Ollier) des lambeaux dermo-épidermiques simplement appliqués sur des plaies bourgeonnantes et qui n'étaient maintenus par aucune pièce de pansement. Il s'agissait

de greffes faites sous cloche. On avait placé au-dessus des lambeaux transplantés des verres de montre que l'on maintenait avec
des bandelettes de diachylon ; de cette façon on pouvait suivre
tout à son aise le développement de la greffe, qui, en outre,
n'était soumise à aucune pression. L'emploi de ces cloches exige
des plaies ne dépassant pas une certaine étendue ; il constitue
donc un moyen peu pratique. Les greffes se développent, en
outre, tout aussi bien, lorsqu'elles sont maintenues à la surface
de la plaie ; mais on peut, de cette façon, les suivre jour par
jour, heure par heure, étudier les modifications qu'elles subissent.

Cicatrice. — La cicatrice consécutive à la transplantation de
lambeaux dermo-épidermiques reste-t-elle ferme et définitive ?
Présente-t-elle des caractères différents de ceux du tissu cicatriciel ? Jouit-elle des mêmes propriétés physiologiques ? Ce sont
là autant de questions importantes qui demandent pour être
résolues l'examen d'un grand nombre de malades vus à des épo-
ques plus ou moins éloignées de la cicatrisation définitive.

Il nous a été donné d'observer des malades immédiatement
après la guérison de leur plaies, et lorsqu'on avait fait, ainsi que
nous le préconisons, des transplantations de larges lambeaux ;
on reconnaissait alors facilement ce qui provenait de la greffe de
ce qui était dû à la cicatrisation naturelle. Dans un cas, entre
autres, où M. Ollier avait appliqué sur un ulcère de longues et
larges bandelettes dermo-épidermiques, la cicatrice, au niveau
des greffes, était plus épaisse, d'une coloration blanchâtre. Le
reste du tissu cicatriciel était, au contraire, d'un rouge violacé,
luisant, présentant cet aspect de vernis desséché qu'on observe
sur les cicatrices récentes. Pendant les premiers jours qui sui-
vent la guérison, les greffes, que l'on distingue encore du tissu
environnant paraissent donc former une cicatrice épaisse, solide. Une fois, cependant, nous l'avons vue se ramollir dans toute
son étendue, sans cause appréciable, dix jours après une cicatrisation complète. Voici cette observation :

Véron (Claude, 37 ans, chauffeur, entre à l'Hôtel-Dieu au mois
de mai 1871, salle Saint-Louis, service de M. Gayet.

13

Varices des membres inférieurs. Ulcères symétriques des deux jambes, de 6 à 7 centimètres de longueur sur 5 de largeur.

17 mai. Deux lambeaux dermo-épidermiques de 15 à 20 millimètres carrés sont transplantés sur un des ulcères. Pas de greffe sur l'autre.

23 mai. Une des greffes se continue avec les bords ; elle divise la plaie en deux parties.

29 mai. Cicatrisation complète de l'ulcère sur lequel on a fait des greffes.

31 mai. La cicatrice s'est ramollie, elle paraît légèrement soulevée. On enlève avec la pointe d'un bistouri l'épiderme devenu blanchâtre, ressemblant au smegma préputial. Le tissu cicatriciel se détache de lui-même sur une étendue de 0,03.

Le malade quitte néanmoins l'Hôtel-Dieu. Nous le revîmes dix jours après ; l'ulcère s'était agrandi. Il avait à peu près l'étendue qu'il présentait lorsque le malade était entré à l'Hôtel-Dieu au mois de mai.

Ce fait unique serait loin de suffire pour condamner l'emploi de la greffe et surtout si on le met en parallèle avec les résultats obtenus.

Tout le monde a pu voir dans le service de M. Ollier un malade qui avait un vaste ulcère de la jambe. Au centre se trouvait un îlot cicatriciel rattaché à un des bords par un petit lambeau cutané.

L'année précédente, l'ulcère s'était cicatrisé à la suite de greffes dermo-épidermiques, puis il s'était rouvert quelque temps après.

L'îlot cicatriciel, qui persistait, correspondait précisément à la place où l'on avait fait une greffe.

Il résulte de ce fait que la cicatrice produite par les lambeaux présente plus de solidité que celle qui se forme naturellement par le rapprochement des bords.

A l'Antiquaille, salle Sainte-Croix, service de M. Horand, nous fîmes chez une jeune fille scrofuleuse, âgée de 18 ans, sur une plaie du mollet consécutive à un abcès froid, des greffes de 6 à 8 millimètres carrés. La plaie, qui depuis plusieurs mois était stationnaire, mesurait 10 centimètres de longueur sur 3 de largeur le 21 février 1871.

Le 28 mars 1871, la cicatrisation était complète.

Nous avons revu la malade trois mois après, et dernièrement elle entrait à l'Hôtel-Dieu pour une fièvre typhoïde.

La cicatrice était souple et lisse, quoique résistante, plutôt déprimée que saillante, les bords seuls étaient un peu épaissis. Chez une autre malade, la rétraction cicatricielle nous a paru également moindre qu'elle ne l'est habituellement. Il s'agissait d'une plaie bourgeonnante succédant à une vaste brûlure de la partie interne du genou et du creux poplité. Nous avions fait de nombreuses greffes ; la cicatrice qui s'ensuivit resta souple.

Quatre mois après, elle ne gênait en aucune façon les mouvements du membre.

C'était bien là le cas de plaies occupant des plis cutanés articulaires, et dont la cicatrisation pouvait s'accompagner de gêne dans les mouvements.

Cette solidité, cette souplesse de la cicatrice, sur lesquelles nous avons insisté, n'ont rien d'étonnant. Il suffit, en effet, de se souvenir de la façon dont nous faisons les greffes. Si la cicatrice est plus élastique que normalement, la raison en est bien simple, elle le doit à la présence d'une partie de la peau dans la greffe, par suite dans le tissu cicatriciel.

Lorsque l'on redoutera la rétraction considérable qui se fait dans la cicatrice à partir de son centre, dans les opérations sur la face, par exemple, où une cicatrice de la joue peut donner lieu à une ectropion, on aura alors recours à l'emploi des lambeaux dermo-épidermiques.

Ce n'est donc pas seulement, ainsi que nous le disions au début de ce travail, pour une plaie étendue dont on veut hâter la cicatrisation que l'on se servira de la greffe dermo-épidermique. On l'utilisera encore comme procédé complémentaire d'opérations plastiques et lorsque les bords de la plaie ne pourront se réunir sans entraîner une cicatrice vicieuse.

Nous n'avons pas revu le malade porteur d'une syndactylie survenue à la suite de brûlures profondes de toute la main. Lorsqu'il quitta l'Hôtel-Dieu, les mouvements des doigts étaient devenus possibles. M. Ollier avait fait des greffes dans les incisions du tissu interdigital, et il avait ainsi dirigé la cicatrisation du centre

vers les bords périphériques, incapables de pourvoir à la formation d'un tissu cicatriciel.

Lorsqu'on a transplanté sur une plaie bourgeonnante un lambeau dermo-épidermique, le premier phénomène vital que l'on
constate est la soudure du lambeau aux bourgeons charnus sous-
jacents ; puis on le voit s'étendre sous la forme d'un liseré
bleuâtre.

Vers le quatrième ou cinquième jour, avons-nous dit, le lambeau s'est greffé, il est adhérent à la couche granuleuse. C'est
donc à ce moment que l'on peut étudier son mode d'union avec
la plaie.

Nous avons enlevé avec les bourgeons sur lesquels il reposait
un lambeau dermo-épidermique adhérent, transplanté seulement
depuis quatre jours. Après un durcissement de quelques heures
dans de l'alcool, nous en avons fait plusieurs préparations.

Voici ce que nous avons observé :

La couche cornée, dont les éléments, ainsi que nous l'avons
dit, se désagrégent très-facilement, a diminué d'épaisseur. Les
cellules du corps muqueux ont leur disposition normale, toutes
présentent un beau noyau avec nucléole ; nulle part on ne trouve
de signes de prolifération.

Quant à la couche superficielle du derme, elle est intimément
unie aux bourgeons par sa face profonde, leur substance inter-
cellulaire se confond. A leur union on peut observer tous les
phénomènes qui se passent au milieu des tissus dans la guérison
par première intention. Les vaisseaux du derme pénètrent au
milieu des éléments embryonnaires pour s'anastomoser bientôt
avec les anses vasculaires de la plaie.

On remarque, en outre, dans le corps muqueux des globes
épidermiques, siégeant le plus souvent au-dessous de la couche
cornée. A l'examen des coupes d'une greffe soudée depuis dix
jours et qui était restée stationnaire plutôt qu'elle ne s'était étendue, nous avons été frappé par l'épaisseur du corps muqueux et
par la présence de nombreux globes épidermiques. Le derme
transplanté avait complètement disparu ; il avait cédé la place à
de belles cellules épithéliales qui se continuaient directement
avec les éléments embryonnaires. Ajoutons, en outre, qu'au voi-

sinage de cette production épithéliale les jeunes éléments des bourgeons charnus étaient plus volumineux.

Ce serait là, croyons-nous, le premier stade de la transformation épidermique d'une cellule embryonnaire.

D'où proviendraient, en effet, ces nombreuses cellules d'épithélium, si ce n'est des éléments conjonctifs du derme dont elles tiennent la place et des cellules embryonnaires des bourgeons charnus avec lesquels elles se continuent directement? Nulle part, en effet, on ne trouve des traces de prolifération des éléments épithéliaux.

Il s'agirait donc là d'une simple action de présence du corps muqueux de l'épiderme, pouvant déterminer parfois la transformation épithéliale des éléments du tissu embryonnaire auquel il est soudé.

Ce fait peut nous éclairer sur le mode d'extension de la greffe ; car si les jeunes cellules des bourgeons charnus sur lesquels repose le lambeau greffé se transforment, par action de présence, en éléments épithéliaux, il doit en être de même des cellules embryonnaires immédiatement en rapport avec les bords de la greffe. Sur des coupes de greffe en voie d'extension, nous n'avons jamais rien vu qui indiquât une prolifération des cellules du réseau muqueux de Malpighi. En revanche, nous avons trouvé sur les bords ces éléments embryonnaires plus volumineux que nous avons déjà vus au-dessous de la greffe et que nous considérons comme devant devenir des cellules épithéliales.

Pour nous résumer, nous dirons : Dans la soudure aux bourgeons charnus du lambeau transplanté, on observe les mêmes phénomènes que dans la réunion des bords d'une plaie par première intention.

L'extension de la greffe ne nous a pas paru due à une prolifération du corps muqueux. Elle agirait, par sa présence, sur les éléments embryonnaires directement en rapport avec ses bords et déterminerait ainsi leur transformation épidermique.